MAISON DE SANTÉ

DE

SAINT-RÉMY DE PROVENCE

(BOUCHES-DU-RHONE)

ÉTABLISSEMENT PRIVÉ

CONSACRÉ

AU TRAITEMENT DES ALIÉNÉS DES DEUX SEXES

Propriété de M. A. DE CHABRAND

PETIT-FILS DU DOCTEUR MERCURIN, SON FONDATEUR

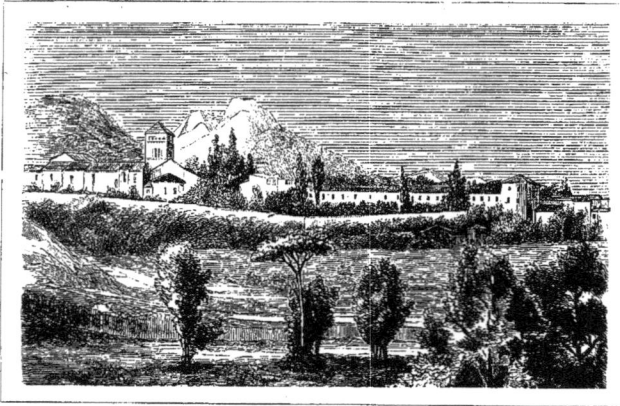

PARIS

VICTOR MASSON ET FILS

Place de l'École de Médecine

M DCCC LXVI

MAISON DE SANTÉ

DE

SAINT-RÉMY DE PROVENCE

(BOUCHES-DU-RHONE)

CORDEIL — TYP ET STÉR. DE CRÉTÉ.

MAISON DE SANTÉ

DE

SAINT-RÉMY DE PROVENCE

(BOUCHES-DU-RHONE)

ÉTABLISSEMENT PRIVÉ

CONSACRÉ

AU TRAITEMENT DES ALIÉNÉS DES DEUX SEXES

Propriété de M. A. DE CHABRAND

PETIT-FILS DU DOCTEUR MERCURIN, SON FONDATEUR

PARIS

VICTOR MASSON ET FILS

Place de l'École de Médecine

M DCCC LXVI

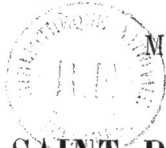

MAISON DE SANTÉ

DE

SAINT-RÉMY DE PROVENCE

(BOUCHES-DU-RHONE)

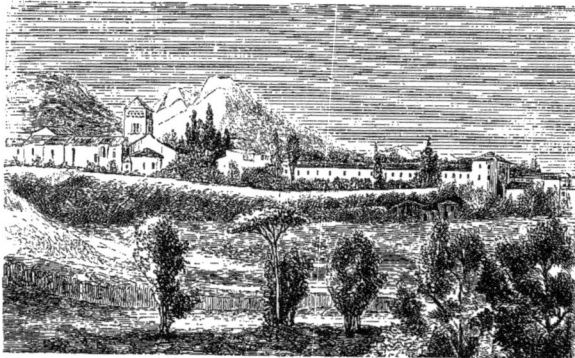

Vue générale prise de l'E.-N.-E.

Ce vaste Établissement fut fondé au commencement du siècle, par M. le Dᵣ Mercurin, chevalier de la Légion d'honneur, aliéniste et praticien remarquable, élève et émule des grands maîtres qui surent imprimer à cette époque une si heureuse impulsion aux études psychologiques.

Le choix qu'il sut faire du local est on ne peut plus favorable à sa destination par sa position topographique.

La maison, construite sur le versant nord d'un coteau de la chaîne des Alpines, se composait seulement alors d'une chapelle, d'un cloître gracieux, dans le genre de celui de Saint-Trophime à Arles construction du douzième ou du commencement du treizième siècle, comme l'attestent diverses inscriptions, et d'un petit bâtiment annexé. Tour à tour occupé par les moines de l'ordre de Saint-Augustin, érigé en prévôté, sécularisé, et, en dernier lieu, habité par des prêtres observantins, cette partie a constitué le centre ou le noyau de l'Établissement.

Depuis sa destination actuelle, par des efforts incessants d'agrandissement et d'améliorations successives, l'Établissement est parvenu, en suivant les progrès de la science, à un état sinon parfait, du moins des mieux appropriés au service et au bien-être des malades.

L'Établissement, qui couvre une superficie d'environ 54,000 mètres carrés, dont 8,500 sont couverts par les bâtiments, est entièrement consacré aux malades; il est borné sur trois de ses côtés par les terrains d'une ferme appartenant au même propriétaire; les Alpines, qui le surmontent au midi, se terminent par des crêtes bizarres qui laissent entre elles et la maison un sol très-accidenté, parsemé de vallons riants et pittoresques, dans lesquels les malades sont souvent conduits en promenade. A l'ouest, aux portes de l'Établissement, se voient un arc de triomphe et un mausolée, monuments antiques assez bien conservés, glorieux restes de la grandeur romaine.

La maison domine une contrée riche, spacieuse, d'un riant aspect; au nord, à un kilomètre plus bas, est la ville de Saint-Rémy, ancienne *Glanum*, bien connue pour la salubrité et la pureté de son climat, qui l'a préservée des maladies et des influences épidémiques qui ont régné tour à tour dans le midi de la France. Au delà est une vaste plaine d'une grande richesse, dans laquelle se voient les petites villes d'Eragues, de Château-Renard, de Maillane, etc. La vue est bornée par un horizon qui s'étend jusqu'aux montagnes du Gard et de Vaucluse, et forme un panorama magnifique qui permet de distinguer Avignon d'un côté et Tarascon de l'autre. Des services réguliers de voitures publiques et particulières mettent en communication, plusieurs fois par jour, les stations de chemins de fer de ces villes avec Saint-Rémy (1).

Air, lumière, espace, grands et beaux arbres, eaux potables, fraîches, abondantes, de bonne qualité, provenant des sources dans les montagnes, et l'éloignement suffisant de tout grand centre de population ; telles sont les principales causes qui justifient le choix du savant fondateur.

Au centre est une chapelle richement ornée, où la plus digne satisfaction est donnée aux cérémonies religieuses. A côté, est le cloître antique autour duquel sont groupés les services généraux, cuisine, magasins et dépendances, réfectoires des sœurs et des dames, et parloir pour les visites des familles ; au-dessus, est le logement des sœurs, la lingerie, les vestiaires et quelques appartements consacrés aux grands pensionnaires. De chaque côté de ces points partent, en sens inverse l'un de l'autre, des bâtiments élevés d'un étage seulement, recourbés plus loin à angle droit, qui constituent le quartier des Messieurs, en tête duquel est le pavillon du Directeur, et celui des Dames, complétement séparés l'un de l'autre et permettant aux malades de se rendre à couvert à la chapelle en toute saison.

Ces quartiers, bien éclairés, sont chauffés en hiver, dans la plus grande partie, par des calorifères qui donnent une chaleur douce et uniforme, toujours sans danger pour les pensionnaires. Ils comprennent plusieurs divisions avec salles et cabinets de bains pourvus de divers systèmes de douches, des dortoirs spacieux, une longue série de chambres et d'appartements particuliers, des salons communs ; toutes ces parties plus ou moins meublées et ornées suivant les classes de pensionnaires. Les salons des Dames sont pourvus d'ouvroirs latéraux, ceux des messieurs, de salles

(1) Bientôt un embranchement du chemin de fer reliera Tarascon à Saint-Rémy et rendra les communications encore plus faciles.

de billard, de musique et d'un bureau pour écrire ou dessiner.
Des journaux illustrés, des livres et des jeux divers, propres à
récréer, sont à leur disposition. Des jardins et des parcs ombreux,
bien plantés, pourvus d'eau jaillissante et entretenus avec soin,
entourent les bâtiments et sollicitent d'agréables distractions.
Les mouvements du terrain y donnent lieu à une grande variété
de sites.

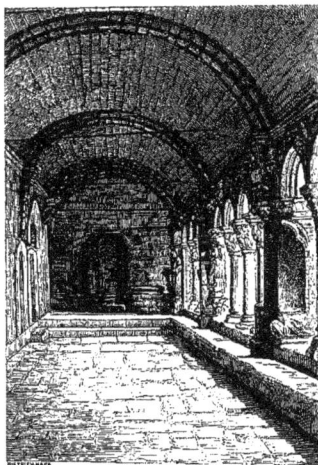

Intérieur du Cloître.

Ces détails doivent suffire pour faire apprécier les avantages de
ce bel établissement dans lequel les malades ne sont jamais admis
qu'en nombre restreint, proportionnellement à son étendue.
Nous devons cependant dire, surtout pour les médecins, quelques
mots des soins spéciaux dont les malades sont l'objet, et du personnel affecté à leur service.

Nous ne pouvons relater ici, au sujet des soins médicaux ou du traitement, que des généralités applicables seulement à une partie des maladies comprises sous le nom d'*aliénations mentales*. Elles offrent entre elles de telles différences qu'il serait bien difficile d'en rapprocher les traitements; disons seulement que les sentiments d'humanité ont été substitués, depuis la fondation de l'Établissement, à la cruauté avec laquelle on traitait autrefois les aliénés; mieux encore, l'incomparable supériorité des traitements, sans contrainte, par les voies de douceur et de bienveillance, ont été mis en pratique dans cette maison bien avant la publication des beaux résultats auxquels ils ont donné lieu, en y joignant, bien entendu, l'emploi et l'usage des médications dont l'expérience a démontré l'efficacité; la variété dans les travaux d'esprit comme dans les travaux manuels et les distractions : tels sont le plus ordinairement les moyens auxquels on a recours.

Mais, nous devons le dire, le plus souvent dans les maladies mentales, le traitement physique et moral est personnel. Ce n'est plus une maladie que le médecin a à traiter, mais bien un malade dont le traitement complexe doit varier suivant une foule de circonstances diverses qui ont amené la maladie.

Toujours une bonne hygiène, même un comfort auquel souvent beaucoup de personnes pensent à tort que ces malades ne sont pas sensibles, ajoutent au traitement une grande puissance; un chef de cuisine habile est chargé de la préparation des aliments, toujours de premier choix. Les malades sont sûrs de recevoir une nourriture saine, abondante, choisie, variée et même recherchée, suivant la classe à laquelle ils appartiennent comme pensionnaires. Une vacherie suisse, dans l'intérieur de l'Établissement, fournit un laitage abondant et naturel. C'est par ces moyens que l'on a si souvent obtenu des résultats satisfaisants.

D'après la statistique officielle, publiée par le Ministère pour la période décennale de 1843 à 1853, les guérisons obtenues ont atteint une bonne moyenne (*le tiers par rapport au nombre des malades admis*), et pour la mortalité, la maison de santé de Saint-Rémy était comptée parmi les cinq, sur cent onze asiles, qui avaient eu le moins de décès. La statistique pour la période de 1854 à 1864 n'a pas été publiée, mais l'Établissement est resté dans les mêmes conditions (1).

La direction de l'Établissement est confiée à M. Arnoux, médecin de première classe de la marine, en non-activité, officier de la Légion d'honneur, etc., qui en est en même temps le médecin adjoint; aucune partie du service ne lui est étrangère, et il correspond directement et fréquemment avec les familles des malades.

Le médecin en chef, M. le docteur Blain, qui a consacré toute sa vie à l'étude de la spécialité des maladies mentales, aliéniste d'une grande réputation, remplit ces fonctions dans la maison depuis environ vingt-cinq ans.

Un aumônier réside aussi dans l'Établissement et assure aux malades, à toute heure du jour et de la nuit, les secours et les consolations de son ministère.

Un surveillant en chef du quartier des Messieurs imprime à de nombreux domestiques les vues et les désirs exprimés par les médecins à l'égard de chaque malade; il impose aux serviteurs les égards et les considérations qu'ils doivent avoir. En cas d'agitation d'un malade, ils doivent seulement le maîtriser sans brusquerie, et se borner à le mettre dans l'impossibilité de nuire à lui-même et à autrui, toujours conserver un calme respectueux et se souvenir qu'ils doivent avoir de la raison pour deux.

L'action de l'ordre, de la tenue, de la propreté et du calme est assurée par une surveillance assidue et toujours pratiquée de manière à éloigner toute défiance mêlée de pénibles sentiments et à faire oublier aux malades la perte de leur liberté.

---

(1) Nous avions écrit ces lignes lorsque nous est parvenue la statistique de six ans, de 1854 à 1860; elle confirme notre dire.

Le médecin en chef et le Directeur qui les voient plusieurs fois par jour, le surveillant en chef qui est presque toujours au milieu d'eux, causent avec chacun des malades sur les objets, les personnes ou les sujets qui paraissent retenir plus spécialement leur attention, sur les espérances qu'ils peuvent avoir de retrouver leur famille aussitôt qu'ils auront donné des garanties et des chances suffisantes pour n'avoir pas à redouter une rechute infaillible; allant au-devant de leurs désirs pour tout ce qui peut ajouter à leur bien-être physique et moral. En un mot, tendance de tous les employés à remplacer auprès des malades la famille absente et à les maintenir en état d'y rentrer sans variation trop brusque dans leur vie usuelle.

Dans chaque quartier il y a plusieurs infirmeries où sont placés les pensionnaires atteints de maladies incidentes et ceux qui nécessitent des soins spéciaux.

Enfin des religieuses, à l'exemple de leur supérieure dont le dévouement égale l'intelligence, administrent lingerie, buanderie, vestiaires, menus détails d'approvisionnement et de distribution de nourriture; mais c'est surtout dans le service des Dames, dont elles sont plus spécialement chargées sous les ordres du Directeur et du médecin, qu'elles déploient les qualités spéciales qui les distinguent : point d'étalage ni de mystère, l'amour de leurs malades, la vie de famille, des attentions maternelles, une source inépuisable de patience et de bons procédés, de consolation et d'espérance. Dans l'ouvroir, elles dirigent et surveillent les petits travaux de broderie, de crochet, d'aiguille, de tapisserie, de tricot qu'elles savent allier et entremêler de narrations agréables, de récréations, voire même de chants au piano du salon voisin. Une ou deux fois par semaine, suivant le temps et la saison, les Dames comme les Messieurs sont conduits et accompagnés à la promenade hors de la maison, soit à pied, soit dans la voiture de l'Établisse ment. D'autres sœurs sont tout entières au service des malades dans les infirmeries.

Par leur coopération et leur douceur elles ont une large part aux succès et aux guérisons qui s'obtiennent.

En un mot, le service de l'Établissement fonctionne à souhait dans toutes ses parties, ordre, tenue, propreté, dévouement des employés aux malades qui leur sont confiés.

Disons, enfin, que l'asile privé de Saint-Rémy de Provence répond à un besoin social, en ce qu'il est le seul Établissement de cette nature dans tout le midi de la France. Tous les départements autour de lui en sont dépourvus jusqu'à la frontière d'Italie, de même que toute l'Algérie.

Par la modicité de ses prix de pension, ce bel Établissement est une ressource pour les familles si nombreuses dont l'état de fortune ne permet pas le placement de leurs malades dans des asiles privés d'un prix trop élevé, et qui manifestent cependant une grande répugnance pour les asiles publics.

Émettons seulement le regret de voir cette classe de la société dominée encore par les préjugés dont les affections mentales sont l'objet ; trop souvent les familles ne se décident à conduire leurs aliénés dans un Établissement spécial, que lorsque la maladie a fait assez de progrès pour qu'on ne puisse se promettre un heureux effet des soins qu'elle réclame.

CONDITIONS D'ADMISSION

Un malade ne peut être admis sans la production des pièces suivantes (*loi de* 1838) :

1° Une demande d'admission adressée au Directeur, contenant les noms, prénoms, âge, profession, lieu de naissance et domicile tant de la personne qui forme la demande que de celle dont l'admission est réclamée, et l'indication du degré de parenté, ou, à défaut, de la nature des relations qui existent entre elles.

La demande doit être écrite et signée par celui qui l'a formée ; s'il ne sait pas écrire, elle sera faite par le maire ou le commissaire de police ; si elle est faite par le tuteur d'un interdit, il devra fournir, à l'appui, un extrait du jugement d'interdiction.

La demande est rédigée conformément au modèle ci-après :

Je soussigné   âgé de   profession d
demeurant à   canton de   demande
l'admission à l'asile privé d'aliénés de Saint-Rémy de Provence,
de M.   né à   le
demeurant à   canton de   département
de   profession d   célibataire ou
marié à   (*degré de parenté*), atteint d'aliénation mentale, par le certificat de M. le Docteur.

Fait   le   18

Signature *lisible et adresse*.

2° Un certificat du médecin, constatant l'état mental de la personne à placer et indiquant les particularités de sa maladie, ainsi que la nécessité de la faire traiter dans un asile d'aliénés et de l'y tenir enfermée.

Ce certificat ne sera pas admis, s'il a été délivré plus de quinze jours avant sa remise au Directeur de l'asile, ou si le médecin signataire est parent ou allié au second degré inclusivement de la personne à placer, de celle qui demande le placement, ou des chefs de l'Établissement.

3° Un acte de naissance ou passe-port propre à constater l'individualité de la personne à placer.

Les signatures de ces pièces faites sur papier timbré devront être légalisées.

CONDITIONS PÉCUNIAIRES

Tous les malades reçoivent les mêmes soins médicaux, mais il n'en saurait être ainsi du logement, de la nourriture et du comfort dont les familles désirent les voir entourés.

De là la division des pensionnaires en plusieurs classes distinctes.

Troisième classe, 800 francs par an :

Logement en dortoir et salon communs à moins de nécessité d'isolement ou de maladie incidente. Table suffisante, convenable.

Deuxième classe, 1200 francs par an :

Chambre particulière meublée modestement. Nourriture saine, abondante, comme à la troisième classe, mais plus variée ; salons communs plus confortables, souvent en rapport de société avec la première classe, à moins d'agitation.

Première classe, 1600 francs par an :

Chambre particulière meublée avec une certaine élégance et table très-complète bien servie.

Enfin, sous le titre de *grands pensionnaires*, sont admis des malades avec appartements de plusieurs pièces meublées avec un certain luxe dont la nourriture est, non-seulement complète et variée, mais, même recherchée, jouissant en outre de quelques priviléges spéciaux, quelques-uns ont un ou une domestique affecté spécialement à leur service, qui couche à côté du malade ; le prix de pension se traite, dans ces cas, de gré à gré avec le Directeur.

La pension se paye d'avance, par trimestre ou par mois, le mois commencé est dû en entier à l'Établissement. (*Règlement du Ministre de l'intérieur.*)

TROUSSEAU

DONT LES MALADES DOIVENT ÊTRE POURVUS

L'Établissement peut fournir tous les objets de literie et le gros linge, par abonnement au prix de 60 fr. par an.

- 1 Sache pour paillasse ou un sommier ;
- 2 Matelas, 1 traversin, 1 oreiller ;
- 1 Édredon, 6 taies d'oreiller ;
- 2 Couvertures de laine, 1 de coton, 1 dessus de lit blanc ;
- 8 Draps de lit, 12 serviettes de table, 6 de toilette, 6 essuie-mains ;
- 12 Chemises de jour, 6 de nuit ;
- 12 Mouchoirs de poche ;
- 2 Peignoirs pour bains ;
- Peignes et brosses ;
- Pantoufles (une paire) ;
- 1 Timbale argent ou ruolz.
- 1 Couvert et petite cuiller argent ou ruolz.

HOMMES

Paires de bas ou chaussettes		12
Vêtements	d'hiver	2
	d'été	2
Pardessus, caban ou manteau		1
Pantalons	d'hiver	3
	d'été	3
Gilets	d'hiver	2
	d'été	2
Caleçons		4
Cravates	d'hiver	2
	d'été	4
Chaussure suffisante pour chaque saison.		
Coiffure : casquettes ou chapeaux dont un en paille		3
Bonnets de nuit ou mouchoirs de tête		6
Facultatif.	Gilets de flanelle ou de laine en nombre suffisant.	

FEMMES

Paires de bas		12
Camisoles de nuit		6
Cols		6
Jupons	d'hiver	2
	d'été	4
Bonnets de nuit		6
Facultatif pour qualité et quantité.	Bonnet de jour, Chapeau d'été et d'hiver, Robes d'été et d'hiver, Casavec, pèlerine, Fichus, châles, manteau, Confection, ombrelle, Chaussure suffisante pour été et hiver, Gilets de flanelle ou de laine, etc.	

SUPPLÉMENT NÉCESSAIRE

SI LE MALADE ÉTAIT OU DEVENAIT GATEUX

Draps de lit		2	Draps de lits		2
Chemises	de jour	4	Chemises	de jour	4
	de nuit	4		de nuit	4
Pantalons	d'hiver	2	Paires de bas	susceptibles de lavage	4
	d'été	2	Jupons et robes	fréquent	4

Avec le prix de pension, la maison se charge du blanchissage
et du repassage, mais les frais d'entretien et de réparation sont
à la charge des parents ; avis des besoins leur est donné au chan-
gement de saison, et le renouvellement des objets de trousseau
est opéré par eux ou avec leur autorisation, l'Établissement se
charge des fournitures nécessaires et en porte le coût au compte
du pensionnaire *à titre d'avances remboursables*.

A la sortie ou au décès du pensionnaire, le trousseau est rendu
dans l'état où il se trouve ; il devient la propriété de l'Établissement, s'il n'est pas retiré dans les quatre mois suivants.

Les parents seront reçus tous les jours et à toute heure, mais
personne autre ne peut voir un pensionnaire s'il n'est pourvu
d'une autorisation écrite délivrée par la personne qui a opéré le
placement.

Les heureux résultats obtenus par le passé et les conditions
avantageuses dans lesquelles se trouve la maison de santé de
Saint-Rémy de Provence, autorisent à espérer la continuation
de la confiance des familles.

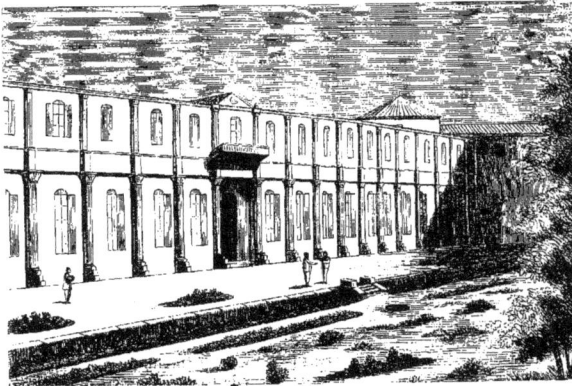

Façade d'une partie du quartier des Messieurs.

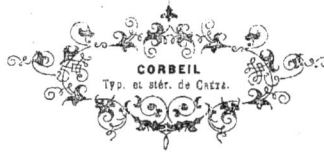

CORBEIL
Typ. et stér. de CRÉTÉ.